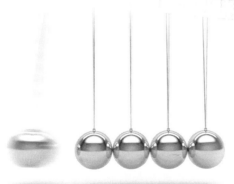

AMÉRICO MARQUES CANHOTO

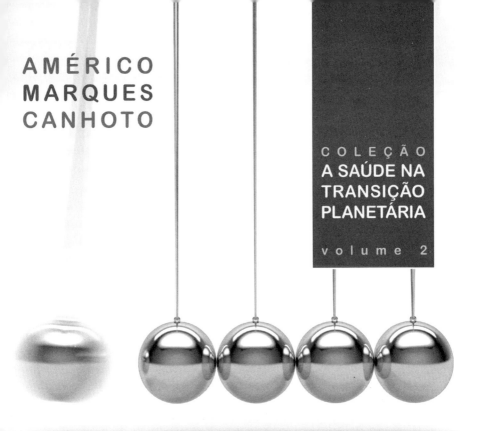

COLEÇÃO
A SAÚDE NA TRANSIÇÃO PLANETÁRIA

volume 2

A DOENÇA
E
A LEI DA INÉRCIA

ebm

A DOENÇA E A LEI DA INÉRCIA
COLEÇÃO: A SAÚDE NA TRANSIÇÃO PLANETÁRIA
Copyright© C. E. Dr. Bezerra de Menezes

Editor: *Miguel de Jesus Sardano*
Coordenador editorial: *Tiago Minoru Kamei*
Capa: *Ricardo Brito - Estúdio Design do Livro*
Revisão: *Rosemarie Giudilli*
Projeto gráfico e diagramação: *Tiago Minoru Kamei*

1ª edição - abril de 2014 - 3.000 exemplares
Impressão e Acabamento: Lis Gráfica e Editora Ltda.
Impresso no Brasil | Printed in Brazil

Rua Silveiras, 23 | Vila Guiomar
CEP: 09071-100 | Santo André | SP
Tel (11) 3186-9766
e-mail: *ebm@ebmeditora.com.br*
www.ebmeditora.com.br

Dados Internacionais de Catalogação na Publicação (CIP)
(Câmara Brasileira do Livro, SP, Brasil)

Canhoto, Américo Marques

A doença e a lei da inércia / Américo Marques Canhoto
-- 1. ed. -- Santo André, SP : EBM

Editora, 2014. -- (Coleção a saúde na transição planetária ; v. 2)

1. Autoajuda 2. Doenças - Causas 3. Espiritismo
4. Saúde física 5. Saúde mental I. Título. II. Série.

14-00533   CDD-133.901

Índices para catálogo sistemático
1. Doenças : Causas : Doutrina espírita 133.901

ISBN: 978-85-64118-39-3

AMÉRICO
MARQUES
CANHOTO

COLEÇÃO
A SAÚDE NA
TRANSIÇÃO
PLANETÁRIA

volume 2

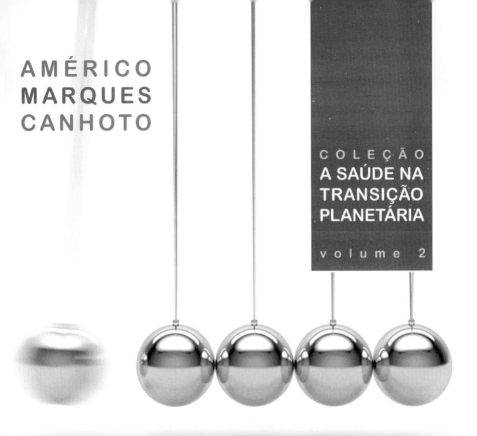

A DOENÇA
E
A LEI DA INÉRCIA

ebm

Sumário

Considerações Iniciais..... 09

Introdução..... 13

Primeira Parte
> Alguns fatores nos levam a não perceber a aceleração desnecessária e inútil..... 17

Segunda Parte
> Acidentes de percurso..... 27

Terceira Parte
> A arte de se habilitar a dirigir a própria vida...... 33

Quarta Parte
> A arte de desacelerar..... 43

Considerações Finais..... 59

Referência Bibliográfica..... 63

Considerações Iniciais

Inegável que os acontecimentos da nossa vida estejam acelerados e acelerando. Isso, somado aos efeitos do estresse crônico, que deixa as pessoas mais vulneráveis a distúrbios orgânicos, aumenta de forma considerável o risco de problemas de saúde física, mental e até morte súbita.

Ao longo de minha experiência profissional, observei que o risco de desastres existenciais ocorre em momentos de paradas súbitas: durante o sono, finais de semana, feriados, férias ou após situações desgastantes.

Nóis capota; mas num breca...

Quando se para, para pensar um "tiquinho", nessa postura o sujeito "marrudo" e teimoso parece sem noção, até irresponsável. No entanto, a filosofia do *nóis capota; mas num breca*, na forma de comportamento cotidiano, bem espelha a nossa posição frente a muitos acontecimentos na estrada da vida.

Não aprender a resistir aos mais imediatos interesses, sem parar para avaliar as possíveis consequências, é um antigo e sério problema. Não podemos alegar ignorância, pois sabemos o que fazer; por exemplo, quem ainda não disse ou ouviu estas simples e sábias colocações: – *A pressa é inimiga da perfeição!* – *O apressado come cru!* Etc.

Todos nós sabemos: para que uma tarefa seja bem executada é preciso realizá-la com competência e calma.

O que nos leva a fazer ao contrário?

Algumas leis da física, quando recheadas de humor e conteúdo ético/moral, podem ajudar na "queda da ficha" para a compreensão de leis que regem nossa evolução.

De tanto elas se apresentarem teimosamente em nossas vidas, nós até visualizamos algumas, mas fazemos questão de ignorá-las para evitar mudanças. E essa atitude nos custa muito, e frustra.

Analisemos uma dessas leis, a da inércia.

A cada minuto, em algum lugar do mundo, alguém está se referindo à aceleração das experiências:

- Pisaram no acelerador da vida!
- A cada dia tudo passa mais rápido!

- A gente não tem mais tempo para nada!
- Você fica velho e nem percebe!
- Que coisa esquisita, eu não posso sair em férias que fico doente!
- Por que depois que tudo ficou bem eu é que fico mal?
- Será que não posso parar e descansar um pouco?
- Parece praga de urubu, quando relaxo tudo acontece comigo!

Percebemos a aceleração e, até certo ponto, os riscos que ela traz quando mal administrada. Depois, para fugir da responsabilidade, nós adoramos colocar o nome de fatalidade nos efeitos de escolhas que podem ser evitadas com relativa facilidade.

É comum que a ação da inércia se resuma em frases jogadas e a escritos no para-choque traseiro: *Mantenha distância*. Mais comum ainda que apressados a desobedeçam ao dirigir, fato que a tornou também uma lei de trânsito.

A sinalização é clara: evite a colisão traseira, mantenha distância do veículo da frente.

O desrespeito a ela é causa de muitas mortes, não apenas no trânsito, mas principalmente as mortes súbitas, causadas por acidentes cardiovasculares – enfartes e derrames cerebrais.

A maior incidência desses problemas é no repouso súbito, que funciona igual a uma brecada, especialmente após fases de grandes acelerações. Vivemos na época do tudo a jato, tudo para ontem, do não ficar para trás, e em consequência disso: de grandes perigos para quem se descuida.

Viver no momento atual exige que prestemos mais atenção aos detalhes, para respeitarmos as leis da vida. A nossa própria agradece.

A importância de respeitar a lei da inércia no cotidiano, esse é o nosso assunto.

Américo Marques Canhoto

Introdução

Expansão e retração, dia e noite, inspiração e expiração, aceleração e desaceleração são ciclos naturais que regulam a vida e o universo.

Sempre que interferimos neles nós criamos distúrbios.

No processo de acelerar e desacelerar, nós tentamos enganar a Natureza imaginando que temos um botão de liga e desliga, tanto nas atividades mentais quanto orgânicas.

Tomando o ciclo de um dia/noite como exemplo – se eu passei o dia acima dos limites de ação mental, com mil preocupações e compromissos, e quando a noite chegar e eu resolver parar para dormir, nem por milagre eu o conseguirei, pois todos os hormônios e substâncias que estavam sendo secretados continuarão a sê-lo por inércia, durante algumas horas ou dias, e, adeus qualidade do sono e de vida, se a situação persistir.

Além de não aceitar que as leis não se modificam para atender aos nossos desejos ou caprichos, não prestar atenção à passagem do tempo é outra dificuldade que nos atrapalha.

Nós reclamamos da falta de tempo e da vida corrida, dos prazos, dos compromissos, do cansaço crônico e da perda de energia.

Nós falamos e nos queixamos, mas não nos esforçamos para tentar, primeiro entender, para depois reverter a situação e melhorar a qualidade de vida. Melhor ainda, para não perdê-la, primeiro é preciso analisar o conceito tempo e o que podemos chamar de sua aceleração.

O tempo real não se mede nem no calendário nem no relógio. Estamos habituados a perceber a vida apenas segundo a visão linear, quando o tempo real é a experiência em andamento.

O tempo, tal qual nós o *sentimos* fluir, é objetivo e subjetivo de forma simultânea.

Em 1905, Albert Einstein publicou a sua Teoria Especial da Relatividade, que nos mostra que tempo e espaço constituem uma unidade e que nunca podemos falar de um sem falar do outro. Por exemplo, dois observadores podem ordenar uma série de acontecimentos de forma diferente caso eles se movam em velocidades diferentes, com relação ao evento. Podem até perceber o mesmo evento de forma invertida: o que para um é passado para o outro é futuro.

Se na escola esses e outros conceitos tivessem sido aplicados de forma sistemática, até que fossem incorporados na forma de percebermos a sucessão dos eventos, que ocorrem no dia a dia de nossas existências, poderíamos explicar fenômenos naturais e da nossa própria vida que não compreendemos, e que por isso, nos fazem sofrer e até adoecer.

O lado subjetivo do tempo faz com que o mesmo observador o perceba passar de forma diferenciada; em diferentes situações a que possa estar submetido.

No caso, o conceito de perceber a passagem do tempo depende de como ele ordenou a sequência dos eventos.

Exemplo: quando estamos na cidade grande o espaço de tempo linear de um dia necessitaria de pelo menos trinta horas ao invés de 24, para que as expectativas e os prazos estabelecidos fossem cumpridos. E, a mesma pessoa isolada em uma fazenda ou em um local ermo, após alguns dias lá morreria de tédio, pois cada um demoraria uma semana para passar.

A diferença nesse caso é a quantidade das expectativas e de prazos em um e em outro lugar, e também do número de eventos ou experiências a serem ordenadas.

Não somos capazes de isolar nosso estado emocional e afetivo da condição de observador de um evento "espaço-tempo".

Situações de euforia e de alegria levam o observador a sentir a passagem do tempo de forma rápida, "vapt-vupt".

Já as situações opostas tornam o mesmo evento muito lento, uma eternidade.

Um exemplo típico do cotidiano: para quem não gosta muito do que faz, a semana de Segunda a Quinta leva um mês para passar, já da Sexta à tarde até o Domingo parece que o tempo voa, acaba em minutos...

Nas últimas décadas a tecnologia de comunicações inventa a cada dia novos artefatos, que trazem aos ouvintes, espectadores e internautas eventos com uma relação de incrível disparidade na relação "espaço-tempo".

Situações que ocorrem do outro lado do planeta chegam ao observador quase que em tempo linear real, e de certa forma não nos preparamos para isso; daí o risco de problemas de saúde aumentar dia a dia, pois nossa capacidade de adaptação está em fase de esgotamento, conforme vimos quando tratamos do assunto Estresse Crônico.

Primeira Parte

*A*LGUNS FATORES NOS LEVAM A NÃO PERCEBER A ACELERAÇÃO DESNECESSÁRIA E INÚTIL

Estamos acelerando cada vez mais e fazendo escolhas em um ritmo alucinante. O problema é que elas são como tiros disparados – uma vez puxado o gatilho não tem volta.

Se nós atiramos a esmo e sem mirar, depois a única coisa a fazer é verificar os efeitos causados, sejam eles quais forem, e tentar consertar os estragos, se for o caso, e assumi-los. No entanto, para isso, é preciso desenvolver o senso da responsabilidade.

A aceleração, quase sempre *sem necessidade,* a que nos permitimos não tem volta.

Percebido o engano, a única coisa a fazer é tentar desacelerar com o mínimo possível de estragos, tanto para nós quanto para terceiros ou para o patrimônio público e o planeta.

Quando brecamos, subitamente, a possibilidade de capotar ou provocar acidentes vários é enorme.

Muitos são os fatores que contribuíram para esse descuido e a soma deles produz: sofrer, doença, acidentes e morte.

Vamos analisar alguns.

Educação

A precocidade com que as informações são jogadas para as crianças no presente momento é incrível, e todo mundo acha lindo a criança precoce (pois claro que se comparadas com os pais boa parte das crianças é gênio).

Seria muito bom se na escola fossem ensinadas coisas práticas, simples e inteligentes para vivermos com qualidade. Contrariamente, recebemos uma avalanche de informações que serão usadas apenas em provas e vestibulares, pois o sistema é voltado para a profissionalização; mesmo assim, seu desempenho é duvidoso, conforme atesta o mercado de trabalho.

O maior estrago, gerado pelo tipo de educação em andamento, é no desenvolvimento da neurose, cuja marca registrada é a extrema capacidade de competir.

Na corrida pelos melhores lugares, os de destaque e os mais rendosos, quem chega à frente, e não importa em que condições, é visto tal qual o vencedor.

Ensina-se à criança a desrespeitar seus limites e o seu ritmo sistematicamente.

Exemplo:

Apresentam-se nos conteúdos curriculares leis da matemática, física, inclusive a lei da inércia, mas não se prova a necessidade de as colocarmos em prática na vida real.

Tudo o mais que nos é ensinado fica quase na mesma situação: a teoria dissociada da prática.

Estilo de vida

A cultura voltada para conquistar posições, dinheiro, fama, glória a qualquer custo e a qualquer preço criou a sociedade de consumo. Nela nós consumimos até a nós próprios em um turbilhão de expectativas e desejos, que logo se transformam em ânsia e angústia. Fazemos isso simplesmente porque vimos os outros fazendo e os repetimos sem questionar.

Em algum lugar do passado, um gaiato talvez até sem saber por que, inventou a seguinte brincadeira de criança. De repente, alguém grita: *Quem chegar por último é a mulher do padre*, essa palavra de ordem era o suficiente para encontrões, tombos, rasteiras e ralados, ninguém queria ficar por último para não ouvir o coro: *Mulher do padre! – Mulher do padre!* – Até hoje, ninguém sabe dizer claramente o que de tão ruim significava ser a mulher do padre.

A sociedade de certa forma incorporou essa brincadeira da mulher do padre. Hoje, quem comprar por último o objeto do desejo mais recente é a mulher do padre. Ela simboliza aquele que ainda não tem isso ou que não faz aquilo primeiro e mais do que os outros...

Vivemos em desabalada carreira nos atropelando e ralando uns aos outros para não virarmos a mulher do padre.

Brincadeira perigosa que nos fez perder o senso de limites até o extremo. Para tornar a brincadeira mais maluca ainda, faltou dizer com clareza qual era o objetivo; ninguém falou e ninguém perguntou; daí que estamos esgotados, no "fim da picada", e até identificamos, durante essa loucura, que alguns fatos importantes e algumas ocorrências influenciam demais a nossa existência.

Perceber, nós percebemos, mas seja para não ouvir o coro: *Mulher do padre!* – ou para não abrirmos mão de nenhum interesse mais imediato, seja ele importante ou não; nós fingimos não ver nem ouvir os claros indícios de que essa brincadeira acabou.

Devemos criar coragem para parar, mas como ninguém quer dar o braço a torcer, deixamos a coisa rolar para ver no que vai dar. E quase sempre nos damos mal e depois é sair correndo atrás de consertar o prejuízo: receber alta médica ou do hospital, conseguir pagar as dívidas, arranjar novo emprego, novos amigos e novo amor, sair da cadeia, esperar que haja vida após a morte, etc.

O estilo de vida, baseado na neurose, torna-se um fardo difícil de carregar e desde cedo, pois algumas crianças sinalizam aos adultos que não é esse o seu ritmo de andar pela vida; elas não são preguiçosas nem doentes como muitos imaginam e as caracterizam; e logo o sistema as interpreta de problemáticas, e, não demora muito, elas estão sob a mira de profissionais, recebendo rótulos.

Expectativas

Sofremos uma imposição de sonhos e desejos através da mídia, tão forte e intensa que estamos indo à loucura. Nós temos de ter tudo que é da moda e todas as novidades antes dos outros. Ao aceitar essa forma de viver nós somos atirados fora da nossa realidade. Sem refletir, nós queremos participar de tudo o que está "rolando" no momento, mas não sabemos muito bem por que e para que. O pior: quando nos posicionamos na nossa real condição nós nos deprimimos e angustiamos, pois ela é diferente daquela que nos é proposta diariamente.

Ansiedade

Quem será que soltou o boato que estamos aqui apostando corrida?

Essa forma de viver no corre-corre, que encontramos desde o nascimento, recebe de forma mais ou menos subliminar uma forte carga de angústia, uma vez que traz consigo uma mistura de medo, ânsia e insatisfação negativa – que logo se transforma em angústia e doenças. Essa emoção, somada às expectativas pessoais e externas, é capaz de nos machucar e muito.

Medo

Uma das travas naturais para impedir a aceleração demasiada é o medo.

Na sociedade neurótico/paranoica essa trava malcuidada tornou-se capaz de estragar todo o mecanismo.

A função dela é ajudar o sujeito a parar para pensar, tal qual uma espécie de tacógrafo, capaz de ajustar a velocidade ao limite que a estrada sinaliza e ao permitido e seguro para o percurso. Algumas pessoas até tentam utilizar esse dispositivo natural, no entanto, são impedidas pelo sistema que as incentiva a extrapolar todos os limites.

Acumulamos tantos receios infundados e medo de sermos ultrapassados que perdemos o senso crítico, e na tentativa de avançarmos ou manter nossa posição, destruímos o sistema interno de controle de velocidade.

Alerta:

Nessa corrida em que a vida se transformou tem sempre alguém colado na nossa traseira tentando tomar nosso lugar, mesmo que seja apenas na nossa imaginação – e essa paranoia acentua o Estresse Crônico.

Não observamos a sinalização

Quando nos acidentamos na existência: doenças orgânicas, da mente, das emoções ou fraturas do ego ou dos ossos, e não foi por falta de aviso.

A vida envia sinais de todos os tipos nos alertando – Cuidado! – Preste atenção! Reduza a velocidade!

Muitos são os motivos que nos levam a ignorar os avisos, tanto íntimos quanto culturais.

Exemplos:

Antes de o sujeito ficar estatelado, imobilizado por uma síndrome do pânico, sentiu incontáveis vezes um medo não condizente com a situação em andamento.

Antes de ficar imobilizado pelas enxaquecas de derrubar na cama – as causas e os avisos vêm dando as caras, em ponto pequeno, às vezes, desde a infância.

Efeito bumerangue

Esquecemos que passamos, muitas vezes, pelo mesmo local e vivemos enchendo a estrada da vida de lixo; no retorno temos de desviar e nem sempre conseguimos, pois algum dos detritos, efeito das escolhas que deixamos pelo caminho, vão nos acertar.

Pensando bem, é difícil imaginar por que leis de trânsito, da estrada da vida, tão primárias tais quais: a lei de causa e efeito e a de retorno sejam ostensivamente desrespeitadas, baleadas, pichadas.

Cada existência é um caminho a ser percorrido, cuidar bem dele é obrigação de cada um e de todos. Desenvolver a filosofia dos amigos da estrada é uma atitude muito inteligente, pois todos nós ficaremos muitas e muitas vezes atolados, quebrados, sem combustível e necessitaremos de uma mão amiga.

Brincar de faz de conta

Há muito tempo em uma terra distante havia uma criança que não queria crescer, pois tinha pavor de uma coisa chamada responsabilidade, que judiava dos adultos daquela época. E não é que ela conseguiu? Seus descendentes hoje povoam o mundo, teimam e conseguem não crescer.

Sempre que a vida nos permite brincamos de faz de conta: faz de conta que nunca vou ficar doente, nem morrer... Se algo acontecer o doutor me dá um remedinho mágico e fico bonzinho logo.

Viver de ilusão

Embarcamos no trem da ilusão e da fantasia, criado pela mídia e pela cultura do consumo. Não são tantas pessoas quanto seriam necessárias as que vivem na realidade: um dia depois do outro, esperando e fazendo apenas o que é possível em cada momento.

Sonhar nos caracteriza tais quais seres humanos; *a esperança é a última que morre*, sonhar durante alguns minutos do dia recarrega nossas energias, acende a esperança, e pode conduzir a planejamentos e ação; sonhar vinte e quatro horas por dia nos leva a uma vida de pesadelos.

Segunda Parte

Acidentes de percurso

Mudanças súbitas no estilo de vida nem sempre são opções planejadas, costumam aparecer no embalo da vida; são muito mais desdobramentos de opções do que algo escolhido a dedo.

Muitos acidentes de percurso ocorrem porque andamos por aí meio sem destino certo, e até nos atropelando uns aos outros, porque não sabemos direito quem somos nem quem nos comanda e dirige. Alguns até apelam tal qual a filosofia dos para-choques: *Dirigido por mim guiado por Deus*.

Nós somos seres muldimensionais; habitamos várias dimensões ao mesmo tempo. De forma resumida: somos constituídos de um corpo físico, uma mente e uma alma, que não devem ser dissociados, tipo: cada um com seus problemas – problemas mentais problema da mente; os do corpo são dele e os da alma são dela ou até de Deus.

Pensando assim e agindo segundo essa forma de compreensão desses princípios: *Vai sobrar para o coitado do corpo físico*.

Quando a mente não pensa o corpo padece, todo mundo já ouviu esse ditado, contudo nem parou para pensar cinco minutos nele.

Nas aceleradas e nas brecadas da vida o corpo é a maior vítima e a mais indefesa. Claro que determinadas pessoas, em determinadas situações, apresentam problemas mais evidentes e graves no campo da mente e das emoções.

Práticas esportivas que se interrompem de repente

Quem praticou esportes durante a infância e a juventude toda e de repente, espremido por compromissos de estudo e profissionais, os abandona, está se candidatando a "pé na cova".

Também é comum que os que se excederam na carga dos exercícios, devido a uma lesão muscular ou articular, sejam obrigados a ficar de molho; pior ainda para aqueles que interrompem as atividades esportivas e passam a se dedicar ao levantamento de garfo e de copo.

Aposentadoria repentina

Os que além de se aposentarem da profissão também o fazem do pensar, do tomar decisões, do planejar, do estudar, entram na área de risco, e se somarem isso ao mau uso do corpo candidatam-se a adoecer rapidamente, tanto no físico quanto na mente.

Pessoas de ritmo acelerado, com os limites extrapolados ou não, devem evitar uma vida de ratinho de laboratório presos na rotina que aliena, adoece e mata ou deixa os familiares malucos.

Na relação familiar, muitas mulheres começam a entrar em pânico quando o marido está próximo de se aposentar, pois terão de reestruturar toda sua rotina, e logo começam a adoecer ou a se deprimir.

Transferências de trabalho

Certas atividades profissionais acabam viciando as pessoas em excesso de adrenalina e outros mediadores, e quando tudo fica calmo muito de repente há o perigo da "capotada existencial".

Separações

Relacionamentos tumultuados e que exigem muito das pessoas, algum tempo depois de rompidos, quando "assenta a poeira" podem desencadear fortes estragos, em todos os envolvidos, inclusive com doenças de vários tipos.

Perdas

Quando perdemos, de forma súbita, coisas ou pessoas, que achávamos que nos pertenciam, logo após o fato, nós passamos a correr risco de doenças e morte.

Somos capazes de apresentar resistência heroica, enquanto cuidamos de uma pessoa muito doente, que exige cuidados constantes, às vezes, por muitos anos, e quando a situação se resolve (quase sempre com a morte do doente) toda aquela fortaleza desaba e o grande vazio é preenchido por doenças do corpo ou da mente.

Codependência

Não vivemos a própria vida, e essa atitude aprendida no contexto da educação formal nos põe em risco quando somos abandonados, traídos ou enviuvamos. O luto afetivo costuma trazer somatizações.

Invenção de problemas

Grande parte do tempo, nós corremos atrás de soluções para problemas que só existem na nossa cabeça. Ficamos imaginando possíveis contratempos e dificuldades que nos impedirão de abraçarmos o mundo.

Esse tipo de atitude desgasta e, subitamente, quando acordamos do cochilo e caímos na realidade somos capazes de morrer em vida, ao nos tornar depressivos, angustiados ou em pânico.

Cair na real após um turbilhão de expectativas

"Viajamos na maionese" por muito tempo e um dia escorregamos e damos de cara conosco próprios, com as nossas possibilidades, frustrações e desenganos. Usar o raciocínio crítico para furar um balão mágico de cada vez, para que não nos machuquemos muito, é atitude inteligente e saudável.

Um bom exercício é dizermos a nós mesmos em todo momento: – *Baixa a bola Zé*!

Terceira Parte

A ARTE DE SE HABILITAR A DIRIGIR A PRÓPRIA VIDA

Está claro que, a cada dia, pisar no freio, súbita e atabalhoadamente, implica invalidez, morte ou ser responsabilizado por danos a terceiros.

Algumas causas desse tipo de fatalidade:

Falta de preparo, desatenção, pouca responsabilidade, abusos, pressa, egoísmo de querer a estrada somente para nós, cultivando o orgulho de chegar sempre na frente, tal qual um vencedor.

No trânsito da vida, a arte de desacelerar e de usar o freio implica habilitar-se, dirigir com atenção, conhecer as regras, dirigir defensivamente ao antever possíveis problemas, causados pela máquina ou companheiros de estrada, e planejar saídas e soluções, o mais simples possível.

Para que nos tranquilizemos e façamos uma reciclagem, antes que tomem a nossa carteira de habilitação na vida, é preciso saber com certeza que:

Na existência humana nada é para sempre...

Pode soar estranho a muitos, mas na vida da forma como a conhecemos tudo é provisório, nada é definitivo. Então, para todo problema há soluções temporárias, que podem se tornar definitivas segundo a lei da relatividade, dentro de um conceito espaço-tempo, a escolher.

Maus motoristas, se reciclados, podem se tornar até bons pilotos, um dia. Mesmo ditadores cruéis e sanguinários podem santificar-se um dia...

Soluções de momento

Funcionam até um ponto durante certo tempo, depois tudo está de volta para ser resolvido – tal e qual um analgésico.

Consideramos soluções de "gariba" ou de "quebra-galho" as que se resumem a um momento específico, sem que haja mudança definitiva no padrão de atitudes do condutor.

Um vício comum é querer transformar uma situação maquiagem ou tapeação em solução definitiva, seja por falta de recursos ou de vontade.

Antes de pensar em soluções é preciso identificar os possíveis problemas, definir se eles são reais ou imaginários – nossos ou dos outros.

É preciso criar o hábito de responder a algumas questões básicas a fim de podermos transitar pela vida: tranquilos, alegres e felizes.

Quem é o condutor?

Costumo entregar a direção do carro da minha vida para pessoas não habilitadas?

Aceito palpites de trajeto e de condução?

Entrego a tarefa de me guiar na estrada da vida a Deus, lavando minhas mãos?

Quem comanda minhas ações no trânsito da existência: os instintos, a emoção ou a razão?

Tenho medo de dirigir, e só ando de carona na vida dos outros?

Ando na velocidade que desejo ou permito ser instigado a correr?

Conheço e cuido da máquina?

Nosso corpo é um grande desconhecido para boa parte de nós, a mente então, nem se fala.

É incalculável o número de motoristas que pilota a existência sem tentar conhecer nada do veículo. Mal sabe a marca, não sabe manejar os pedais, arranha na troca de marchas, desconhece onde ficam os apetrechos de segurança e de sinalização, desconhece quanto pode ser colocado de combustível, abusa do excesso de peso, não faz manutenção, não se importa com seguro, anda com o escapamento furado, enche o ar de fumaça negra, etc.

Sempre é momento de repensar:

- Conheço minha máquina?
- Sei quais as peças e engrenagens principais e como devem ser mantidas?
- Faço revisões periódicas?
- Evito combustível adulterado?

- Só procuro assistência quando a máquina pifa? Preocupo-me demais ou apenas com o brilho da pintura e a aparência externa?
- Ou nem isso?
- Aceito ou fico revoltado quando sou barrado no trânsito por falta de condições mínimas de trafegar?
- Quando tenho problemas procuro gente especializada ou levo na "gariba" da esquina? Conheço as leis de mercado ou permito ser enganado quanto à troca de peças e custo dos serviços?

Qual é o destino e o trajeto?

Vivemos meio que sem destino, seguimos o fluxo da maioria ou os caminhos da moda.

Para que possamos andar no nosso ritmo, sem atrapalhar o trânsito, é necessário que conheçamos o destino.

Para onde vou?

Qual o horário mais adequado para seguir viagem?

Qual o melhor caminho?

Onde posso me refazer e reabastecer?

Por mais informações que tenhamos de outros viajores, de certa forma a aventura de viver a cada dia exige planejamento detalhado, pois os perigos são maiores. Claro que é preciso e necessário trocar ideias e experiências, no entanto, as escolhas de cada um são responsabilidade intransferível.

Cumpro as leis?

Trafegar pela vida exige que as leis sejam cumpridas. Todo acidente pessoal, prejuízos aos outros e ao patrimônio público deverão ser ressarcidos, pois ninguém escapa das malhas da Lei e da Justiça Natural que não aceita propina.

Abusávamos e desrespeitávamos por imaginarmos que nossas infrações pudessem passar despercebidas e alimentávamos a esperança que fosse possível fugir da responsabilidade.

Copiando a natureza, as modernas vias monitoram os motoristas quase que o tempo todo (a natureza sempre o fez com relação a todas as leis). E, as multas estão chegando cada vez mais rápidas para que sejam pagas. Até pouco tempo a lei de causa e efeito parecia uma tartaruga de tão lenta, daqui em diante devemos ficar espertos, pois causa e efeito sairá na foto ao mesmo tempo.

Obedeço à sinalização?

Desobedecemos à sinalização, tanto interna quanto externa.

Quantas vezes nosso veículo (corpo físico) sinaliza antecipadamente problemas graves, como no caso das doenças, mas a pressa, a ganância e o orgulho nos fazem ignorar os avisos para não perdermos tempo para chegar à frente. Quase todos os acidentes orgânicos poderiam ser evitados.

No que diz respeito à sinalização externa é um salve-se quem puder; avançamos o sinal, trafegamos pelo acostamento tentando chegar mais depressa, entramos na contramão para cortar caminho, e a preferencial é sempre nossa – jamais do outro.

Será que conheço a sinalização interna? E a externa?

Se eu desconheço, por que me aventuro na estrada da vida?

Não seria melhor se nos preparássemos com cuidado?

Assumo as barbeiragens?

Flagrado, assumo a responsabilidade? Ou me escondo atrás de desculpas esfarrapadas ou de justificativas incoerentes?

Se tiver minha carteira cassada e ficar detido em uma cama, em um hospital, em uma cadeira de rodas, na cadeia ou debaixo de sete palmos qual será minha reação?

Planejo a viagem ou ando sempre atrasado?

Costumo deixar tudo para a última hora? Reviso os detalhes antes de me pôr no caminho?

Dirijo com respeito ao veículo?

Conforme colocado no primeiro livro da coleção: *Estresse crônico: perigo à vista*.

Nosso corpo é incapaz de separar a realidade das ilusões, nossa mente anda a mil por hora, e toda vez que ela sinaliza alguma coisa ao corpo ele reage como se fosse verdade.

Exemplo:

Se eu imagino que estou com fome e que passou da hora de comer logo começo a salivar, e o aparelho digestivo se prepara para digerir um alimento que ainda é imaginativo.

Em situações de perigo reais ou imaginárias, o corpo se prepara para atacar ou correr, e secreta os hormônios e substâncias que envolvem a situação.

Na atualidade, quem se descuidar da atividade física, que mantém o corpo em estado de funcionamento saudável, corre o risco de morte súbita, e "piripaque" ou somatização aguda, toda vez que interromper bruscamente o ritmo de atividades.

Regularidade é o conceito-chave para que mantenhamos nosso corpo em permanente estado de bom funcionamento.

Quarta Parte

A arte de desacelerar

Para desacelerar, sem atrapalhar a própria vida nem a dos outros, é preciso aprender a enxergar mais longe, antevendo o que vem pela frente. Refletir, raciocinar, ponderar é o tacógrafo e o GPS.

Operação tartaruga no cotidiano

Como brecar não adianta e se torna cada vez mais perigoso, devido à velocidade em que nos encontramos, nós devemos buscar nosso ritmo próprio e pessoal, através de uma operação tartaruga, usando as situações cotidianas. Sempre com o cuidado de andar na direita para permitir a passagem de quem tem pressa.

Como fazer?

Dicas ajudam; alguns pontos a serem trabalhados podem ser comuns. Porém, roteiros prontos costumam não dar certo para todos; lógico, pois cada um de nós tem seu ritmo.

Há algum tempo nos encontramos com o pé na estrada em direção e velocidade próprias. A máquina (corpo físico) de cada um é única e especial, daí que não há receitas prontas nem caminhos únicos definidos para desacelerar ou diminuir o ritmo.

Em quem confiar?

A Natureza é um mestre confiável a mostrar que tudo tem seu ritmo próprio, desde que metas estejam estabelecidas. Vale a pena verificar se as nossas são realmente nossas, ou se foram induzidas.

Como começar?

Tudo que envolve a nossa vida façamos devagar, lentamente desde que não atrapalhemos a vida dos outros.

Claro que não conseguiremos mudar o ritmo em um passe de mágica, isso não tem problema. Mas para começar, é bom que ao menos não apressemos os outros.

Dicas:

Somos partidários das coisas simples e fáceis de praticar.

O dia a dia de cada um de nós é o material pedagógico por excelência.

Seguindo esse foco, algumas providências, para usar a rotina como ferramenta, podem ser adotadas a fim de ajudar no treinamento de como encontrar nosso ritmo real e de redefinir nossos limites.

Mastigar lentamente

Isso acalma, facilita a digestão, incorpora mais energia vital. Ajuda se evitarmos as "gororobas" e as "misturebas", e, comendo um alimento de cada vez, lentamente, aprendemos também a saborear. Cada alimento tem o seu sabor especial e da mesma forma cada situação da vida também deve ser "saboreada".

Um interessante ganho ao mastigarmos devagar e na quantidade certa: É um passo importante para diminuir o sobrepeso.

Dar um tempo para o intestino

A constipação intestinal, um problema cada vez mais grave, em virtude do uso excessivo de produtos químicos na agricultura e na indústria de alimentos, é complicada pela pressa e ansiedade.

Além das fibras, água pura e exercício físico, nosso intestino precisa de atenção, relaxamento e treinamento.

Não tenhamos pressa para evacuar.

Estudemos as eliminações, pois a cor, o aspecto, o odor e a consistência sinalizam com clareza saúde ou doenças, tanto do corpo quanto da forma de pensar e de sentir.

Vale a pena observar as pessoas constipadas, pois identificam seu padrão de pensar, sentir e agir; isso nos oferece material para estudo de nós mesmos, pois ao nos projetarmos nelas identificamos posturas semelhantes, acompanhadas de problemas parecidos.

Beber um gole de cada vez

Precisamos mais de água pura do que de alimentos.

Cada tipo de água tem um paladar diferente que deve ser saboreado.

Aprender a sentir o fluxo da água no corpo acalma, relaxa, traz uma sensação de bem-estar e dá prazer.

Se, volta e meia, nós engasgamos ao ingerir líquidos ou alimentos líquidos é hora de focar a atenção na pressa, na ânsia e no sentimento de menos-valia. A origem desse distúrbio está na Ansiedade presente no Estresse crônico.

Sentir a urina sendo eliminada

Todas as eliminações do corpo devem ser sentidas com cuidado e as sensações devem ser prazerosas.

A transparência, a cor e o odor da urina são indicativos do estado de saúde.

Prender e soltar a urina, de forma voluntária, nos remete a atenção às nossas sensações e ajuda a desobstruir o campo das emoções facilitando identificá-las.

Muitas pessoas perdem muito cedo até o controle sobre os esfíncteres.

Se treinássemos sentir o ato de urinar com perseverança, poucos precisariam usar fraldas na velhice.

Respirar devagar

A respiração é um dos atos vitais mais importantes. Faça uma analogia com as várias funções da entrada de ar nos veículos.

Apressado, angustiado ou com raiva, dê uma parada e respire profunda e lentamente.

Procure aprender técnicas de respiração e relaxamento e pratique, pois apenas receber informações não resolve.

Medo de ficar para trás, pressa e ansiedade detonaram com a respiração. Uma forma simples de desacelerar, e que ao mesmo tempo corrige a forma de respirar, em uma etapa posterior, é observar durante alguns minutos como respiramos, apenas observar sem tentar a correção. Posteriormente, os exercícios podem ajudar a automatizar novamente a forma correta.

Caminhar lentamente

Nós nos habituamos, pela pressa, a não prestar atenção onde, no que, e em quem pisamos.

Se caminhássemos devagar, evitaríamos muitos acidentes, até em sentido figurado, quando atropelamos as pessoas com nossos desejos.

Quando nos surpreendermos caminhando apressados, vale a pena perguntar: Para quê?

De vez em quando, nós nos devemos "dar ao luxo" de sair por aí andando, sem tempo para chegar, nem estar preocupados em ir a um lugar específico, e, se possível descalços, em contato com a terra.

Observar ao redor

Andamos com a cabeça tão baixa ou tão no ar e absortos, em objetivos tão fixos e opressivos, que nos descuidamos de curtir o ambiente em que transitamos, desde a Natureza até as pessoas.

Vivemos até muitos anos em um mesmo lugar, mas se nos pedirem nós correremos o risco de não sermos capazes de descrever a paisagem a qual pertencemos todos os dias.

Nossa visão está estressada, fixamos ansiosamente a vista em objetos cada vez mais perto: letras e monitores. O olhar ao longe acalma os olhos e a mente; perder os olhos no horizonte também faz bem à alma, pois ativa o desejo de gratidão ao Pai.

Olhar para as pessoas

Mal voltamos os olhos para a maior parte dos que cruzam conosco no dia a dia; olhar as pessoas nos olhos então, nem por milagre.

Será a pressa que nos faz temer uns aos outros?

Quais serão os reais motivos?

Muita gente sente vontade de nos cumprimentar e nós também a eles, sem atinar com a razão da simpatia, mas ninguém se atreve a dar o primeiro passo.

Sentir o cheiro das coisas

Todos os nossos sentidos devem ser usados para nosso progresso. Andamos tão apressados, que nosso olfato está sendo enganado e viciado com odores artificiais.

Cada ambiente, pessoa, objeto, animal, vegetal, cada coisa tem seu odor.

Parar para sentir o cheiro também é um exercício para vivermos mais calmamente.

Aprender a ouvir

A pressa, transformada em angústia e ansiedade, contribui para que desaprendamos a arte de ouvir.

Nossa audição está diminuindo.

Os sons se embaralham.

E ela está extremamente seletiva, só queremos ouvir o que nos interessa.

Uma legião de surdos-egoístas forma-se de tempos em tempos.

Uma das consequências é a sensação de solidão.

Ninguém me ouve!

Poucos me entendem!

São queixas comuns no dia a dia; esquecemos que recebemos o que damos.

Um grande presente que podemos ofertar a nós próprios é a atitude de dispormos de algumas poucas horas da semana para ouvir aqueles que não têm com quem conversar nos asilos, nos hospitais. Além disso, é como abrir poupanças de afeto que dão dividendos – mais rápido do que nós imaginamos.

Falar menos

Falamos demais, à toa, jogamos conversa fora, falamos sem saber, sem pensar, sem lógica. Falamos e ninguém nos ouve nem nós mesmos. Se parássemos para analisar nossas falas, a educação humana ganharia novos rumos.

Nós até já começamos a aprender a nos defender de quem fala muito e sem sentido: entra por um ouvido e sai pelo outro, porém quando nos expressamos queremos sempre ser ouvidos.

"Morder a língua" (no sentido figurado, claro), "engolir em seco", "segurar a língua"..., são exercícios que devemos praticar para adquirir mais serenidade e calma.

Pensar antes de falar

Apenas este exercício de desacelerar, praticado com cuidado, já é capaz de transformar para melhor nossas vidas.

Ao analisarmos bem cada palavra que será dita, ganhamos o tempo necessário para que nossas decisões sejam mais sábias, nosso corpo se recomponha e nossa mente se aquiete.

A quietude mental é uma conquista que gera a serenidade que não dá espaço para a pressa, a ânsia e a angústia. Essa atitude tranquiliza as pessoas e limpa os ambientes das energias inadequadas.

Analisar e sentir os gestos

O corpo físico é nosso melhor amigo, e ele nos fala através das sensações.

Além disso, por meio dos nossos gestos, ele educa a nossa mente, sinalizando aos outros se pensamos e sentimos realmente o que estamos falando.

Cada gesto nosso tem um significado especial, e ao prestarmos atenção neles é possível melhorar a transparência, tornar nossa existência mais calma, real e eficiente. Pernas que não param de balançar, mãos que se retorcem, tiques faciais..., sempre sinalizam pressa mental, angústia, conflitos, temor de sermos descobertos, etc.

Espreguiçar

A melhor forma de começar o dia é espreguiçando-se de todas as formas possíveis, durante alguns minutos.

A pressa contrai os músculos, tendões e ligamentos gerando tensão. No decorrer do dia, durante nossas tarefas, ao pararmos para espreguiçar damos um descanso à mente, diminuindo o ritmo e o estresse.

Bocejar

O ato de bocejar não indica quebranto, descaso se algum assunto está sendo tratado, sono fora de hora, muito menos indica preguiça. Ele rearticula a dinâmica respiratória, acalma e interfere positivamente nas secreções ligadas ao sistema neuroglandular.

Mas:

Para não assustar os desavisados, nem virar motivo de piadas, é melhor espreguiçar e bocejar quando estivermos sós, nem que seja no banheiro.

Prestar atenção às sensações

Nosso corpo representa nossas escolhas do passado.

As emoções e as sensações são o presente.

O pensar é o futuro sendo construído ideia a ideia, por isso a recomendação de Jesus para vigiarmos e orarmos é muito mais do que sábia – é prática.

É preciso lembrar que nesta dimensão da vida devemos usar todos os nossos sentidos com calma e com vagar, inclusive para o conhecimento de nós mesmos conforme posto no livro: *EU SOU – uma proposta de transformação interior* – EBM.

A busca frenética por sensações fortes e continuadas adoece e mata.

Nossa mente deve aprender a curtir o corpo com calma e com sabedoria.

Nada nem ninguém podem nos ajudar tão bem a encontrar não apenas nosso ritmo e limites, mas também a própria evolução espiritual, quanto o nosso corpo, e as sensações ele devolve à nossa alma.

Lógico que tudo tem seu tempo.

Daí:

É interessante focar um item de cada vez para que o treinamento seja mais eficiente. Como exemplo, nós podemos dedicar um dia a mastigar melhor e lentamente, outro a curtir as evacuações, outro a respirar lentamente... Cada um deve tentar colocar em prática uma forma que seja mais fácil, de acordo com suas necessidades.

Além disso: esse treinamento conduz ao desenvolvimento de uma qualidade absolutamente necessária na estrada da evolução: A perseverança.

Recursos variados

Inúmeros são os recursos bem conhecidos de todos e disponíveis para nos auxiliar a desacelerar e a melhorar a qualidade de vida. Dentre eles, citaremos alguns:

- Meditação.
- Oração.
- Leituras.
- Exercícios físicos: Yoga, Tai Chi, dentre muitos.
- Música clássica e de relaxamento.
- Massagens.
- Reiki.
- Serviço voluntário.
- Artes.

Cresce no mundo a formação de grupos e associações voltadas para vários tipos de "operação tartaruga" no ritmo e nos valores; tornando-os cada vez mais simples e adequados.

Pertencer a um desses grupos tem muitas vantagens, dentre elas: sempre que fazemos algo em grupo os estímulos são mais fortes, e os vínculos que se criam entre pessoas, que buscam os mesmos ideais e valores, nos predispõem a avançarmos sem desistir.

Nosso foco foi centrado na possibilidade de usar o cotidiano para desacelerar.

Então:

Nada de dizer que é difícil ou impossível; lógico que nas atividades profissionais a dificuldade é maior. Mas, como alguém já disse em uma brincadeira cultural da nossa forma brasileira de levar a vida: *Podemos ser paulistas no trabalho, mas devemos ser bem baianos nas coisas do dia a dia.*

Essa mistura dá samba...

Considerações Finais

Nosso jeitão atual de viver se parece muito com aqueles carrinhos elétricos de bate-bate dos parques de diversão.

Ficamos rodando sobre nós mesmos, trombando uns nos outros, ou tentando fugir sem saber para onde ir nem o que fazer, até que de repente alguém desliga tudo, daí temos de descer e comprar novo ingresso para continuar a brincadeira...

Para não nos desencantarmos com a vida é preciso parar e pensar, antes de optarmos a respeito do que desejamos para nós. Além disso, é urgente deixar de desejar para os outros, afinal cada um tem o direito de desejar e aprender o que lhe apetecer.

Usando a alegoria acima, esse tipo de brincadeira está perdendo a graça rapidamente, então é preciso buscar novos atrativos, a fim de não desejarmos ir logo embora deste maravilhoso parque de diversões que é o planeta.

Para isso, é vital dar um sentido à nossa vida que seja coerente, prático, inteligente e que realmente valha a pena para seguir em frente.

Muitos são os enganos que cometemos na pressa do dia a dia:

Tudo está submetido a leis e regras

Voltando à alegoria do parque, se embarcamos numa brincadeira sem avaliar se queremos realmente, e, se estamos aptos ou não a ela, após ter começado não é possível parar para descermos.

Também não dá para pedir que o mundo pare, porque nós desejamos descer.

Começou tem de esperar acabar, somente depois poderemos entrar na fila, de novo…

Que fique bem claro que não temos botão de liga e desliga comandado interesses e desejos de cada momento, sejam nossos ou externos.

O fluxo da energia da mente e as secreções dos órgãos obedecem totalmente às leis da física.

Outro alerta importante:

Imaginar que o corpo seja capaz de funcionar independentemente do sistema mental, emocional, afetivo é cada dia mais perigoso, pois nós somos: unidade, indissociável.

Esperamos que o objetivo principal deste livro, que é um capítulo da coleção "A saúde na fase de transição planetária", tenha sido atingido:

Alertar para o perigo que corremos quando não observamos as regras e as leis que disciplinam nossa caminhada na existência – especialmente a lei da inércia – gradativamente mais importante, pois na estrada da vida a pista está cada vez mais mal sinalizada, já que destruímos as placas; esburacada e escorregadia, daí brecar de repente possa ser fatal.

Os motoristas estão mais malucos, com os limites extrapolados, "arrebitados", dopados, perigosos.

Os casos de morte súbita vão aumentar em progressão geométrica em gente de todas as idades, raças e classes sociais.

Esperamos que esteja claro que estamos muito acelerados e que não há mais espaço suficiente para brecarmos – isso significa que precisamos aprender a desacelerar.

Reduzir a marcha é um conceito-chave para continuarmos vivos, com o pé na estrada em direção à felicidade e à perfeição que o planeta é capaz de proporcionar. Se nós estamos de mal com a vida e não nos preocupamos mais com a nossa – que o façamos por aqueles que, inadvertidamente, cruzam nossos caminhos.

Dica:

Nosso livre-arbítrio é limitado.

Use sempre o cinto de segurança da inteligência, pois, por mais sós que nos sintamos todos nós, sem exceção, somos amados de alguma forma por alguém, em algum lugar, e principalmente não devemos nos esquecer dos que dependem de nós tanto no afeto, quanto no suporte psicológico, ou nas finanças...

Tenhamos juízo, e paremos de andar colados na traseira uns dos outros – isso provoca acidentes.

Américo Marques Canhoto

REFERÊNCIA BIBLIOGRÁFICA

RUDIGER Dahlke, HORWALD Dethlefsen. *A Doença como Caminho*.

CANHOTO Américo M. *Saúde ou doença: questão de Escolha*.